AF312001

CONFÉRENCE POPULAIRE

FAITE PAR

LE DOCTEUR ÉMILE SERGENT

DE L'ACADÉMIE DE MÉDECINE

le 20 Juillet 1920

SALLE WAGRAM

SOUS LA PRÉSIDENCE DE

Monsieur HONNORAT

MINISTRE DE L'INSTRUCTION PUBLIQUE

———

MISSION AMÉRICAINE DE PRÉSERVATION CONTRE LA TUBERCULOSE

(Fondation Rockefeller)

3, Rue de Berri, 3
PARIS, VIIIᵉ

CONFÉRENCE POPULAIRE

FAITE

PAR LE DOCTEUR ÉMILE SERGENT,

DE L'ACADÉMIE DE MÉDECINE

le 20 juillet 1920, Salle Wagram

Sous la présidence

DE MONSIEUR HONNORAT,

MINISTRE DE L'INSTRUCTION PUBLIQUE

MESDAMES, MESSIEURS,

La conférence que la Mission Rockefeller m'a fait le grand honneur de me confier a pour but de vous exposer l'étendue du péril que court actuellement notre pays, du fait des ravages de la tuberculose, et de vous indiquer les moyens par lesquels nous pouvons lutter contre cette menace.

Je m'efforcerai de vous exposer la question sans entrer dans des précisions trop techniques. Je vous demande de m'excuser si, parfois, je me laisse aller à employer quelques expressions peu scientifiques, peut-être même un peu triviales : elles n'auront d'autre objet que celui de fixer vos idées et de donner à cet entretien toute la force de propagande qui est son unique raison d'être.

**

La tuberculose est un danger social et national.

La guerre nous a coûté beaucoup de vies humaines, beaucoup de ruines, beaucoup de pertes. Elle a nécessité de notre part un effort prolongé. Notre volonté de vivre nous a permis de résister, puis de vaincre. Nous avons maintenant en face de nous un autre ennemi, permanent celui-là ; avec lui, pas de trêve, pas de paix possible ; contre lui, la lutte ininterrompue, indéfinie. Cet ennemi, c'est la tuberculose.

Nous avons vaincu l'Allemand et nous pouvons espérer le tenir en respect. Ayons la volonté de résister à la tuberculose, si nous ne voulons pas être anéantis par elle.

Pour vous bien prouver que la tuberculose est un péril national, il me suffira de quelques chiffres, qui permettront d'évaluer les pertes que nous inflige chaque année la tuberculose, tant en vies humaines qu'en argent.

En attendant que la déclaration obligatoire de la tuberculose, dont je vous parlerai dans un instant, nous donne des statistiques complètes et précises, nous pouvons admettre d'une façon approximative, avec le professeur Calmette, que la France perd, chaque année, environ 100.000 hommes de 30 à 40 ans, c'est-à-dire 100.000 sujets fournissant un rendement social moyen. Si on évalue la valeur en capital d'un homme de 30 à 40 ans, fournissant un travail moyen, à environ 75.000 francs, perdre 100.000 hommes de cette catégorie, c'est perdre annuellement 7 à 8 milliards. Je crois que cette révélation ne sera pas sans exercer une certaine influence sur les réflexions de citoyens qui vivent à une époque et dans un pays où la question d'argent prend une importance si sérieuse.

L'éloquence de ces chiffres justifie notre cri d'alarme et nous impose le devoir d'organiser sans délai la lutte contre la tuberculose, car les circonstances ne nous permettent plus d'être prodigues de nos hommes ni de notre argent.

*
* *

Comment pourrons-nous arriver à combattre la menace qui pèse sur nous ?

Il n'y a qu'une manière de vaincre un ennemi, c'est *d'être plus fort que lui.*

Je n'ai point la sotte prétention de connaître la stratégie ;

mais j'imagine qu'il n'est pas nécessaire d'être un grand capitaine pour comprendre que deux conditions primordiales sont indispensables pour assurer la victoire : la première est de posséder des renseignements précis sur l'importance des forces de l'ennemi et sur leur répartition ; la seconde est d'opposer à ces forces des moyens défensifs et des moyens offensifs supérieurs aux leurs et réglés par un plan méthodiquement préparé.

**

Examinons ces deux conditions.

Tout d'abord, *comment arriver à connaître les forces de l'ennemi et leur répartition ?*

Je ne conçois pas d'autre moyen que celui d'une enquête bien conduite. Les militaires font cette enquête en utilisant certains organismes, certaines formations de l'armée : observateurs et éclaireurs de tous genres, patrouilles de cavalerie, avions, aérostats, que sais-je encore ? Ils ne négligent pas, et ils ont bien raison, de se servir d'espions.

Certes, il n'est nullement dans mon intention de vous dire que les médecins doivent se tranformer en espions pour renseigner 'les Pouvoirs publics sur les forces de l'armée tuberculeuse. Je prétends que, lorsque le médecin aura entre les mains l'arme légale lui prescrivant la *déclaration obligatoire de la tuberculose*, il accomplira, en se soumettant à cette loi, non seulement son devoir de citoyen, mais aussi sa mission de protecteur de la santé publique ; il prendra sa part dans l'organisation de la défense ; il ne sera pas un espion secret, sournois ; il sera un éclaireur, un agent d'observation, agissant au grand jour, pour le plus grand bien de son pays.

Il y a deux manières de déclarer la tuberculose : on peut déclarer le *tuberculeux vivant* et le *tuberculeux mort*. La déclaration obligatoire de tous les malades atteints de tuberculose donnera la statistique de *morbidité* ; la déclaration obligatoire de tous les cas de décès par tuberculose donnera seulement la statistique de *mortalité*.

Lorsque le Ministère précédent conçut le projet de rendre

obligatoire la déclaration de la tuberculose, une véritable levée de boucliers se dressa devant lui ; l'hostilité de la plus grande partie du corps médical se manifesta bruyamment, en dépit du vote favorable émis par l'Académie de Médecine, qui, dans la circonstance, se vit traiter, une fois de plus, de « vieille dame » ou de cénacle d' « officiels ». Si bien que le silence se fit autour du projet, qui rentra discrètement dans l'ombre des archives.

Je pense, avec bon nombre de mes confrères, que ce projet doit être repris et que, pour accoutumer peu à peu le public et les médecins au principe de la déclaration obligatoire, on pourrait procéder par étapes et commencer par rendre obligatoire la déclaration des cas de décès par tuberculose, cette déclaration n'étant pas passible de toutes les objections qui ont été formulées contre la déclaration obligatoire du tuberculeux vivant. Le jour où nous saurons qu'il y a en France tant de décès par an dus à la tuberculose, nous aurons fait déjà un grand pas sur le chemin de la victoire. En attendant que nous puissions franchir l'étape finale, celle de la déclaration du tuberculeux vivant, nous aurons le temps de développer et de multiplier les œuvres d'assistanc et de traitement, dont l'insuffisance actuelle est une arme entre les mains des adversaires de la déclaration. Et, alors, les derniers réfractaires abandonneront la résistance, car ils ne pourront plus soutenir que le tuberculeux déclaré, « stigmatisé » suivant leur expression, n'est pas assuré de trouver les ressources et les moyens d'assistance et de traitement que préparent les lois prévoyantes déjà votées à l'heure actuelle.

On a fait à la déclaration obligatoire de la tuberculose plusieurs objections : je n'en retiendrai que deux, les principales à mon sens. On a dit, tout d'abord, que la déclaration obligatoire serait une *violation du secret professionnel* ; or, la loi n'oblige-t-elle pas le médecin à déclarer les maladies contagieuses, telles que la fièvre typhoïde, la scarlatine, la rougeole ?... Si elle ne l'oblige pas à déclarer la tuberculose est-ce donc parce qu'elle ignore ou feint d'ignorer que la tuberculose est une maladie contagieuse ? Je crois bien plutôt que c'est parce qu'elle s'est déjà heurtée à la même résistance que celle qui s'est manifestée cette fois encore ; ce faisant, elle s'est laissé guider par un préjugé, à savoir que la tuberculose est une tare pour une famille : déclarer un tuberculeux, ce serait le réduire à l'état lamentable des anciens pestiférés, le faire chasser de l'atelier, de l'usine, du bureau, de l'école ; ce serait jeter les siens dans la misère, interdire à ses enfants le mariage... que sais-je encore ? Cet argument serait, d'ailleurs, invoqué tout aussi bien si la déclaration obligatoire ne visait que les cas de décès par tuberculose : l'enfant du tuberculeux mort, aussi bien que celui du tuberculeux vivant, serait frappé de la même tare. A cette objection, il est aisé de répondre en assurant le secret de la déclaration, en prescrivant qu'elle soit faite, non point dans le bureau d'un secrétaire de préfecture ou de mairie, mais dans le cabinet d'un médecin, spécialement désigné et tenu au secret professionnel.

La seconde objection formulée contre la déclaration obligatoire est qu'elle serait *inopérante*, aussi longtemps que le tuberculeux nécessiteux, « stigmatisé » par la déclaration, ne serait pas assuré de trouver les moyens de traitement que réclame sa maladie et les moyens d'assistance nécessaires à lui-même et aux siens. Certes, si la déclaration obligatoire existait seule, elle ne serait qu'un procédé de statistique, mais le projet de loi comporte précisément l'organisation de ces moyens de traitement et d'assistance, et, déjà, des lois prévoyantes et tutélaires, dont je vous parlerai dans un instant, en assurent la réalisation. L'œuvre sociale antituberculeuse est en marche ; sans doute, cette réalisation ne pourra être que progressive et exigera un certain délai, car l'effort est immense et exige des ressources pécuniaires considérables.

La déclaration obligatoire est nécessaire ; c'est seulement lorsque nous connaîtrons le nombre des tuberculeux à soigner et à hospitaliser que nous pourrons mesurer la grandeur de l'effort à accomplir ; c'est seulement lorsque nous connaîtrons l'étendue des ravages causés par la tuberculose que le sentiment public, ému d'une crainte salutaire, pourra être stimulé efficacement et que les bourses s'ouvriront largement pour remplir nos caisses.

Laissez-moi vous signaler les résultats d'une enquête privée à laquelle s'est livré mon collègue et ami le docteur Courcoux, médecin des hôpitaux de Paris. Le docteur Courcoux a dit aux ouvriers, aux employés, à tout le personnel d'une grande usine : « Je suppose que, reconnus tuberculeux, vous soyez assurés que tout est organisé, que tout est prêt pour vous soigner, pour vous faire admettre dans un sanatorium et pour venir en aide, en même temps, à votre famille. Consentiriez-vous à ce que je fasse la déclaration de votre maladie ? » Sur près de 300 demandes, il y eut plus de 250 réponses affirmatives.

Vous voyez par là que les hommes et les femmes employés dans cette usine avaient parfaitement compris Il n'est plus douteux que c'est de cette façon qu'il faut présenter la question et je suis certain, pour ma part, que la loi sera alors obéie et favorablement accueillie : la conscience du médecin sera tranquille ; en déclarant le tuberculeux, il saura qu'il fait une bonne action vis-à-vis du malade et qu'il accomplit en même temps une bonne besogne sociale vis-à-vis de la collectivité : le malade sera soigné, la collectivité sera protégée contre les risques de contagion.

La déclaration obligatoire, en chiffrant le nombre des malades et des décès, en indiquant les foyers principaux du mal, nous permettra de sérier nos efforts et de les faire porter tout d'abord sur les points les plus menacés.

Nous voici renseignés sur la gravité et sur l'étendue de la menace ; passons maintenant à l'étude des moyens que nous devons mettre en œuvre pour la conjurer, la déclaration obligatoire n'étant qu'un procédé de contrôle, une sorte d'enquête et de statistique préalables, dont j'espère vous avoir fait comprendre la nécessité.

Quels sont donc les moyens défensifs et offensifs que nous devons organiser ?

Tout d'abord, il faut que je vous rappelle un principe fondamental : *la tuberculose est une maladie* CONTAGIEUSE ; *par conséquent, elle est une maladie* ÉVITABLE.

La tuberculose n'est pas, comme on le croit communément, une de ces tares dont on hérite de ses père et mère. Tous les médecins savent aujourd'hui ce qu'il faut penser de la prétendue *hérédité de la tuberculose*.

Notre devoir est de faire pénétrer dans l'esprit public cette vérité : l'enfant de parents tuberculeux, s'il hérite parfois d'une fragilité plus ou moins grande, d'une prédisposition plus ou moins certaine à la tuberculose, s'il offre un *terrain* plus ou moins favorable à la germination de la tuberculose, n'hérite pas de la *graine*, ne porte pas en soi, en venant au monde, le *microbe* spécifique, sans lequel la tuberculose ne peut se développer.

Il faut ici, que je fasse, en votre compagnie, une petite promenade sur le domaine scientifique et que je vous expose, rapidement, quelques idées auxquelles j'attache personnellement une grande importance et qui vous feront comprendre comment nous devenons tuberculeux.

Pour faire un tuberculeux, deux conditions sont nécessaires : il faut, d'une part, le microbe spécifique ; il faut, d'autre part, un terrain propice à la germination de ce microbe. *On ne fait pas pousser du blé sur du roc.*

De ces deux conditions se dégagent parallèlement les conditions essentielles de la lutte défensive contre la tuberculose, qui tiennent dans ces deux propositions : 1° entretenir et augmenter la résistance du terrain ; 2° tarir les sources de la contagion.

Une rapide incursion dans le chapitre de l'histoire de la tuberculose ne sera pas inutile.

Notre grand *Laënnec*, dont vous connaissez tous le nom et dont les immortels travaux jetèrent des clartés si lumineuses sur les lésions et les symptomes de la tuberculose, mourut tuberculeux. Pourquoi ? N'est-il pas vraisemblable que, faisant constamment des autopsies et ignorant l'existence des microbes, il ne prenait aucune des précautions que prennent aujourd'hui ses successeurs et s'inocula la maladie ? Ne nous dit-il pas lui-même qu'au cours de l'autopsie d'un tuberculeux, il se blessa au doigt et conserva une lésion, qui jamais ne se cicatrisa ? Il réalisa accidentellement l'expérience qui, plus d'un demi-siècle plus tard,

devait conduire *Villemin* à démontrer, par l'inoculation aux·
animaux, que la tuberculose est une maladie transmissible.
De ces belles recherches, il résultait que la contagiosité de
la tuberculose ne pouvait plus être mise en doute ; restait
seulement à découvrir la cause intime de cette contagiosité.
Il appartenait à l'Allemand *R. Koch*, appliquant les décou-
vertes pastoriennes, d'isoler, vingt ans après, le microbe de
la tuberculose, qui porte aujourd'hui son nom, et de para-
chever ainsi l'œuvre de Laënnec et de Villemin, en établis-
sant définitivement la nature identique d'un grand nombre
d'affections que, jusqu'alors, on distinguait de la tuberculose et que, pour la plupart, on rangeait sous la dénomi-
nation de *scrofule*, telles : les écrouelles, les tumeurs blanches,
par exemple. Sachez, en effet, que la tuberculose ne frappe
pas seulement nos poumons, mais qu'elle peut atteindre
tous nos organes.

La découverte du bacille de Koch marque le début de la
période contemporaine, dans laquelle s'est ouverte, d'une
façon plus efficace, la lutte thérapeutique et préventive
contre le fléau tuberculeux.

La tuberculose, vous ai-je dit, n'est pas une maladie
héréditaire. Ce qui le prouve, c'est qu'on ne l'observe jamais
chez l'enfant au-dessous du troisième mois. Il faut que
l'enfant ait vécu un certain temps au contact de ses parents
tuberculeux ou de sa nourrice tuberculeuse, pour recevoir
d'eux la graine qui l'ensemence et qui fait de lui un tuberculeux de plus. C'est pour avoir méconnu cette notion,
aujourd'hui inconstestable, que, pendant si longtemps, on
a pris pour de l'hérédité ce qui n'était que de la contagion
après la naissance.

Vous savez tous combien est fréquente la méningite
tuberculeuse chez le petit enfant qui commence à marcher ;
il se traîne sur les parquets, sur les tapis, sur le sol ; il fait
un pâté avec le sable du jardin public sur lequel le tuberculeux qui vient de passer a craché ses bacilles ; il porte
sa main souillée à sa bouche et s'inocule le terrible mal :
c'est *la tuberculose du petit touche à tout*.

Les courbes des statistiques de morbidité montrent que
la tuberculose devient de plus en plus fréquente à mesure

que l'individu avance en âge, ce qui signifie que les chances de contamination se multiplient proportionnellement à la durée de la vie.

Mais, si le microbe est indispensable, il faut, en outre, comme je vous l'ai dit, des conditions particulières de terrain. Ne voyons-nous pas, en effet, le nombre des cas de tuberculose se montrer plus grand à certaines périodes de la vie ? Combien voyons-nous de jeunes filles mourir phtisiques à l'âge de la formation ! Combien de jeunes gens sont enlevés à l'époque des examens qui exigent un surmenage prolongé ! De tels sujets, souvent prédisposés par leur hérédité, ne résistent pas aux fatigues de la croissance, de la puberté, du travail intensif.

Chez la femme, la tuberculose est très fréquente au moment du mariage, de la grossesse, et, surtout, de l'accouchement.

Ces quelques exemples, pris au hasard, comportent pour nous, médecins, de précieux enseignements pratiques ; ils établissent avec évidence la nécessité de tenir compte, dans l'organisation de la lutte antituberculeuse, des conditions inhérentes à l'état de résistance du terrain. Nous reviendrons, d'ailleurs dans quelques instants, sur cette considération.

Ne croyez pas, cependant, que c'est la puberté, que c'est le surmenage, que c'est la grossesse, que c'est l'accouchement qui est l'unique facteur de la tuberculose. L'observation clinique, s'appuyant sur les notions expérimentales, nous a conduits à reconnaître que la *tuberculose est une maladie de l'enfance ;* elle se prend dans la petite ou la seconde enfance ; si l'inoculation est massive, l'enfant succombe ; s'il résiste, s'il survit, il conserve une sorte d'imprégnation particulière, faite à la fois de vaccination incomplète et de sensibilisation spéciale pour les futures atteintes de la tuberculose ; qu'une inoculation nouvelle se produise, du fait de la contagion, et la *maladie se réveillera,* sous une forme différente de celle qu'elle revêtait chez l'enfant ; l'enfant, inoculé pour la première fois, fait une méningite ; l'adulte réinoculé, jouissant d'une sorte de vaccination partielle, au lieu de succomber d'emblée à une infection généralisée, voit la tuberculose se localiser ; le plus souvent, elle se localise aux poumons et évolue vers la phtisie; mais, pour que cette réinoculation produise son effet, il faut que la résistance du terrain ait fléchi. Si je me suis bien fait comprendre, vous saisissez ainsi pourquoi la tuberculose redouble de fréquence aux diverses étapes de la vie humaine qui entraînent, par les fagigues qu'elles occasionnent, une diminution de cette résistance de terrain.

**

Il est un autre principe qu'il convient de mettre en relief lorsqu'on étudie les moyens défensifs de la lutte antituberculeuse : c'est la *nécessité du diagnostic précoce de la tuberculose*, en d'autres termes, *la nécessité de dépister la tuberculose, sous quelque forme qu'elle se présente, aussi rapidement que possible*.

Le rôle du médecin ne consiste pas seulement à soigner le malade : cela, c'est la thérapeutique, le traitement. Son rôle est plus complexe ; il vise aussi à éviter la maladie ; pour atteindre ce but, il ne suffit pas de mettre *l'individu sain* en garde contre les chances de contagion qui l'entourent ; il faut aussi empêcher que *l'individu malade* contamine ses voisins. Il y a là une sorte de réciprocité préventive qui est une des modalités essentielles de l'hygiène. Le médecin, de nos jours, doit être un hygiéniste. Je ne conçois pas, pour ma part, la distinction qui tend à s'établir entre la médecine et l'hygiène. La médecine est l'art de prévoir les maladies et de les guérir ; l'hygiène est une branche de la médecine. Il est, d'ailleurs, plus aisé, en général, d'éviter une maladie que de la guérir et il est logique de prétendre que, dans l'avenir, le médecin, conscient de sa mission sociale, deviendra davantage hygiéniste et sera moins thérapeute.

En matière de tuberculose, ce double rôle du médecin se dessine avec la plus grande netteté. Plus tôt il aura dépisté un tuberculeux, mieux il pourra le soigner efficacement et mieux il pourra empêcher que celui-ci ne sème autour de lui la maladie et ne fasse de nouvelles victimes du mal qu'il doit lui-même à la contagion.

Le malade qui n'aura pas été promptement reconnu verra son état s'aggraver, en même temps que, continuant, sans s'en douter, de semer ses bacilles autour de lui, il contaminera ses proches, à la maison, et ses voisins, à l'atelier, à l'usine, au bureau, à la caserne, au lycée, à l'école...

Voyons donc, ensemble, *comment la tuberculose peut être rapidement dépistée.*

Sans entrer dans des détails techniques, que je me garderais bien de ne pas approfondir si je parlais à des étudiants en médecine ou à des médecins, je vous dirai seulement qu'il existe un moyen infaillible de dépister la tuberculose : ce moyen, c'est *l'examen bactériologique des crachats.*

Laissons de côté le malade qui ne crache pas ou qui ne crache pas encore ; celui-ci n'est qu'un tuberculeux présumé, un « suspect » ; il présente tels ou tels symptômes traduisant, de façon plus ou moins accentuée, l'atteinte générale de sa santé ; c'est l'affaire du médecin de rechercher si ces symptómes sont effets d'une tuberculose évoluant en sourdine ou s'ils relèvent d'une autre maladie.

Ne nous occupons que du malade qui crache. Combien de mes collègues et moi-même avons-nous vu de ces malades qui crachent depuis plusieurs semaines, depuis plusieurs mois, qu'on continue d'ausculter de temps en temps, qu'on gorge de sirops calmants et de produits pharmaceutiques (dont l'effet le plus certain est de les rendre dyspeptiques), et qui ne cessent de cracher un peu partout, tandis que leur état s'aggrave progressivement et sans que jamais personne n'ait songé à demander à un laboratoire l'examen de leurs crachats !

Pénétrez-vous bien de ce principe que tout malade qui a un « rhume tenace », qui crache, surtout s'il crache du sang, doit être conduit au médecin. A celui-ci, je dis qu'il ne remplira pas son devoir si, se bornant à une auscultation plus ou moins complète, il ne fait pas examiner les crachats. Le médecin doit faire porter les crachats au laboratoire ; si l'auscultation ne lui a donné que des renseignements incertains, le laboratoire lui répondra peut-être que les crachats examinés contiennent des bacilles. C'est seulement en procédant ainsi que nous devons aujourd'hui chercher à établir le diagnostic de la tuberculose.

Il ne faut pas oublier, en effet, que la tuberculose est en marche depuis un certain temps déjà lorsqu'elle s'accompagne de signes extérieurs suffisamment frappants pour éveiller les craintes des malades et de son entourage. Quand le malade maigrit, quand il s'anémie, quand il a la fièvre, la maladie est déjà ancienne et il est souvent trop tard pour la soigner avec des chances de guérison. Il faut donc s'attacher à la dépister le plus tôt possible, et, pour cela, je le répète, je ne connais pas de moyen plus sûr que l'examen des crachats.

Comment fait-on la preuve sur la table d'autopsie, en effet, de la nature tuberculeuse de la lésion d'un organe ? Il n'y a pas deux moyens ; il n'y en a qu'un : la constatation du bacille au sein de la lésion. La même preuve doit être recherchée sur le sujet vivant ; il est aisé de la trouver lorsque la lésion porte sur un organe dont les secrétions se vident à l'extérieur. Or, un poumon tuberculeux élimine une secrétion plus ou moins abondante ; cette secrétion, c'est l'expectoration, c'est le crachat ; un tuberculeux pulmonaire crache; on dit vulgairement qu'il *crache ses poumons* ; ce qu'il faudrait dire c'est qu'il *crache ses bacilles*. Or, ces bacilles, il les crache partout, autour de lui, et c'est ainsi qu'il devient un danger public.

Il faut, en le dépistant, l'empêcher de nuire ; cette mesure de préservation sociale est, d'ailleurs, étroitement unie au devoir qui s'impose, en même temps, de donner au malade les soins immédiats que réclame son état.

Voici une notion que je voudrais faire pénétrer dans vos esprits ; je serai bien heureux si j'y suis parvenu.

Je n'ajouterai qu'une dernière réflexion : la constatation du bacille de Koch dans les crachats permet d'affirmer la tuberculose ; mais cela ne signifie pas que l'absence du bacille autorise, à coup sûr, à écarter la tuberculose ; il est des cas, en effet, dans lesquels les bacilles sont rares, peu nombreux, ne sont décelables que par intermittence ou par l'emploi de certaines techniques plus compliquées qu'un simple examen microscopique; c'est ici l'affaire du médecin et non la vôtre; je n'insiste pas.

*
* *

Dépister la tuberculose, n'est pas le seul devoir du médecin. Il lui faut aussi chercher à la prévenir, à enrayer ses progrès, et c'est par là, vous ai-je dit, que se complète le rôle social du médecin non seulement vis-à-vis de l'individu, mais aussi vis-à-vis de la collectivité.

Les moyens dont il dispose pour réaliser cet objectif représentent les mesures préventives que le langage médical étudie sous le nom de *mesures prophylactiques* ; celles-ci sont de deux ordres : les mesures prophylactiques *individuelles* et les mesures prophylactiques *collectives* ; sur bien des points, d'ailleurs, elles se confondent étroitement.

Occupons-nous tout d'abord de la *prophylaxie individuelle*. Je vous ai dit que la tuberculose évolue, de préférence, sur les terrains peu résistants et que, par conséquent, nous devons, en premier lieu, chercher à *augmenter la résistance du terrain*.

Certes, la maladie s'attaque parfois à des sujets très vigoureux. Je vous citerai le cas d'un blanchisseur de Billancourt qu'on amena un jour dans mon service de la Charité. C'était un homme d'une santé magnifique, un grand et fort gaillard des plus robustes. Depuis huit jours seulement il était malade ; il avait une forte fièvre et crachait le sang abondamment ; en moins de quinze jours il succomba, emporté par une tuberculose aiguë, contre laquelle toute notre thérapeutique ne pouvait être qu'impuissante. Cet homme n'avait jamais été malade ; nous avons de bonnes raisons de croire qu'il s'était contaminé en maniant les linges souillés de quelque tuberculeux de sa clientèle.

De tels cas sont, heureusement, l'exception. Il n'en va pas de même de ces sujets malingres, chétifs, que nous coudoyons tous les jours et qui, à la moindre occasion, voient la tuberculose, qui sommeille en eux depuis leur enfance se réveiller. Ne pouvons-nous rien faire pour ces prédisposés, pour ces proies désignées ? Certes, nous pouvons leur indiquer des préceptes d'hygiène dans lesquels ils puiseront les moyens de se fortifier et de devenir plus résistants. Ces préceptes sont les mêmes que ceux que nous devons tous suivre, alors même que nous ne portons aucune tare héréditaire et que nous avons le devoir et l'intérêt de conserver la bonne santé dont nous avons l'heureux privilège de jouir.

Quels sont ces préceptes capables de nous prémunir contre les chances de contamination qui nous guettent sans cesse ?

D'une façon générale, ils consistent à éviter toutes les causes de déchéance organique. Ce sont, en vérité, des *principes de morale* ; nous les retrouvons dans les commandements que les religions édictent à l'usage de leurs adeptes. Pourquoi hésiterais-je à parler des religions ? Les religions ne sont-elles pas essentiellement des morales et un grand nombre de leurs prescriptions ne sont-elles pas, en réalité, des préceptes d'hygiène ?

Mariez-vous jeunes et ne faites pas la cour à la femme du voisin. Vous aurez ainsi de grandes chances, si vous savez prendre les dispositions nécessaires pour que votre femme ne vous trompe pas, d'éviter certaines maladies, qui, malgré leur nom, n'ont que de lointains rapports avec l'amour et qui frappent de déchéance, non seulement celui qui les contracte, mais aussi ses futurs enfants, victimes irresponsables de... l'erreur paternelle. Vous aurez la joie pure d'apporter à vos fiancées, avec la fraîcheur de vos sentiments, celle de votre santé.

Ne buvez pas. — Il est moins coûteux, même en temps de vie chère, il est plus profitable, en tout cas, d'aller chez le boucher acheter un bon beefteak que de payer un litre au marchand de vin. L'alcoolisme, tout comme la maladie à laquelle je viens de faire allusion, « fait le lit de la tuberculose ».

Donc, pas d'excès alcooliques, pas d'excès vénériens, une vie propre et rangée.

Travaillez régulièrement, mais ne vous surmenez pas. Je n'ai pas l'intention de vous inviter à la paresse. D'ailleurs les Pouvoirs publics ont pris soin de veiller sur vous en limitant le nombre de vos heures de travail. Remerciez-les de leur attention tutélaire en employant consciencieusement les huit heures de travail que tout citoyen, conscient de ses devoirs comme de ses droits, peut fournir sans risquer d'altérer sa santé. L'homme doit fournir le maximum de son effort possible ; il n'est pas tenu à aller au delà. Je ne parle pas pour nous autres, médecins ; vous n'ignorez pas que, dans notre profession, le surmenage est la règle ; mais par compensation, nous travaillons moins longtemps, puisque les statistiques montrent que nous avons le privilège de mourir assez jeunes : c'est une moyenne !

Evitez les préoccupations morales. — Ce n'est pas toujours facile, évidemment, car il ne nous appartient pas de rayer de notre vie les soucis, les chagrins, les deuils. Il est cependant certaines complications que nous créent nos mauvaises habitudes et que sommes parfaitement maîtres de nous épargner : ne *jouez pas* aux courses, au tripot, à la Bourse ; vos nerfs s'en trouveront mieux et votre porte-monnaie aussi ; *soyez fidèle à votre femme* et ne vous donnez pas les soucis inquiétants d'un double... sinon d'un triple foyer.

Donc, pas de surmenage physique, pas de surmenage moral, pas d'excès vénériens, pas d'alcoolisme ; bien manger, sans cependant manger trop : une alimentation trop abondante ne donne pas de forces, elle en fait perdre en engendrant l'obésité, la goutte, la gravelle et bien d'autres misères.

Si vous suivez ces préceptes d'hygiène — et avouez qu'ils ne demandent pas un effort surhumain — vous vous placerez dans les conditions les plus favorables pour résister aux coups du microbe agresseur que la contagion sème sur tous vos pas.

Les *chancés de contagion* ne seront pas supprimées pour cela et il vous restera à prendre certaines précautions pour les éviter ; soyez convaincus cependant, comme je le suis moi-même, que si tous nos concitoyens voulaient bien se conformer aux principes d'hygiène que nous venons de passer en revue, le nombre des tuberculeux irait en diminuant et, par le fait même, le nombre des sources de la contagion.

Comment celle-ci s'exerce-t-elle ? On prend de son voisin la maladie qu'on peut également lui transmettre : c'est ici affaire de réciprocité dans la prophylaxie individuelle antituberculeuse.

Tous vous avez vu des gens cracher dans leur mouchoir, puis poser ce mouchoir sur une chaise, sur une table, sur laquelle se déposent discrètement les microbes que viendra ramasser l'instant d'après, du bout de ses doigts, si j'ose dire, l'enfant, la femme ou l'ami.

Le tuberculeux à qui vous donnez la main peut vous tendre, dans sa paume ouverte, une riche moisson de bacilles qu'il vient de recueillir en s'essuyant la moustache, encore humide de son dernier crachat.

La serviette de table du tuberculeux passe à celle de sa femme et de ses enfants, avec lesquelles elle voisine dans le même tiroir, les bacilles qu'elle recèle.

Je n'insiste pas ; je pourrais multiplier les exemples.

Une des meilleures preuves que la contagion s'exerce par ces moyens, c'est qu'on ne l'observe pas dans les sanatoriums bien tenus, où une discipline méthodique supprime toutes ces causes de contamination pour le personnel et pour les parents des malades en traitement. On ne risque pas la contagion dans un sanatorium ; on la risque, au contraire, dans certains hôtels, dans certaines maisons, dans certains logements des localités où les tuberculeux ont coutume d'aller chercher la guérison de leur mal. Cette discipline des sanatoriums peut être facilement établie, d'ailleurs, dans la vie privée ; en prenant certaines précautions on peut très bien vivre avec un tuberculeux sans risquer la contagion : roulez vos serviettes de table dans des enveloppes bien closes, ne laissez pas voisiner vos brosses à dents, ébouillantez soigneusement vos cuillers, vos fourchettes, votre vaisselle, et placez à part celles du malade. Enfin, n'abusez pas du baiser et, si vous toussez, si vous êtes tuberculeux, n'embrassez pas les vôtres ; surtout n'embrassez pas les jeunes enfants, plus sensibles que tous à la contagion.

En somme, soyez propres, lavez-vous les mains soigneusement avant de vous mettre à table, ne toussez pas dans la figure de votre voisin, et, par réciprocité, ne le laissez pas vous tousser dans la figure, ne crachez jamais par terre ni dans votre mouchoir, mais dans un crachoir de poche.

Retenez qu'*il est possible de se défendre contre un ennemi si on le connaît*.

Voilà *pour la prophylaxie individuelle* ; *passons mainte-nant à la prophylaxie collective.*

Le *crachat du tuberculeux* est, vous ai-je dit, le *principal agent de transmission de la maladie*, cherchons donc tout d'abord, à détruire cette source de contamination ; pour cela, enseignons au tuberculeux qu'il ne doit pas cracher dans son mouchoir, ni sur le sol, mais qu'il doit cracher dans un *crachoir de poche* ; ainsi, chaque jour, les crachats recueillis pourront être détruits par le feu et le crachoir pourra être stérilisé. De même, les *linges du tuberculeux*, et surtout ses mouchoirs, ses draps de lit, devront être mis à part et soigneusement désinfectés avant d'être donnés au blanchisseur. Ses *vêtements*, après sa mort aussi bien que durant sa vie, ne devront pas être donnés à d'autres per-sonnes, sans avoir été désinfectés ; la charité nous interdit de donner des bacilles ! *Sa chambre* ne devra pas être ouverte à un autre locataire sans avoir été soigneusement lessivée, désinfectée et largement aérée, sinon ensoleillée, pendant quelque temps.

La *question du logement* a une importance capitale. C'est là, certes, surtout dans les circonstances actuelles, un problème dont la solution est difficile. Trop de *taudis* étalent encore, dans notre pays, leur misère et leur malpropreté.

L'*air*, la *lumière*, le *soleil* sont les plus sûrs désinfectants, en même temps que les plus puissantes sources de santé et de vigueur. Faisons la *guerre au taudis*, jetons bas les vieilles maisons, aux courettes puantes, humides et sombres comme des puits. Construisons des maisons aux larges fenêtres ; laissons entre elles des espaces larges. Edifions des *cités ouvrières* dans lesquelles chaque immeuble aura son jardinet, où les enfants pourront jouer, sans respirer la pous-sière de rues étroites et malpropres. Interdisons aux villes et aux communes de placer leurs *écoles* et leurs *lycées* sur le bord des grandes voies de circulation, routes ou rues, d'où la poussière, soulevée par les voitures et les automobiles, pénètre dans les salles d'études. Surveillons étroitement les élèves ; réglons rigoureusement l'*inspection médicale des écoles* ; dépistons, dès le début, les petits tuberculeux. Exerçons la même surveillance prévoyante sur les *ateliers*, les *usines*, les *bureaux*, les *casernes*...

Organisons partout des *écoles de plein air* et des *colonies de vacances*.

Développons les œuvres de *placement rural*. Vous avez tous entendu parler de l'admirable *œuvre Grancher*, dont le but est de placer à la campagne les enfants encore sains de parents tuberculeux. Il faut que cette œuvre accroisse ses ressources et ses moyens d'action. Il faut qu'elle soit complétée par la création *d'œuvre d'apprentissage agricole*, ayant pour but de maintenir à la campagne les enfants placés par l'œuvre Grancher et de ramener à la terre d'anciens cultivateurs devenus ouvriers d'usines. Pour le plus grand bien des sujets fragiles, pour le plus grand profit de la nation, prêchons le *retour à la terre* ; mettons en valeur la richesse de notre sol.

Puissent ces quelques exemples vous montrer l'importance de la question. Notre devoir à tous — et en cela vous pouvez nous aider, si vous le voulez — est de stimuler le sentiment public, de l'éclairer sur les menaces du péril tuberculeux et, par là, de l'inciter à nous donner les ressources matérielles qui nous sont nécessaires pour réaliser le vaste programme de lutte antituberculeuse.

*
* *

Nous venons de passer en revue les moyens propres à prévenir la maladie. *Il nous reste à envisager les moyens qui sont nécessaires pour la traiter lorsqu'elle est déclarée.*

Le malade pauvre, le malade nécessiteux, le malade qui ne peut faire les frais de sa cure est le seul dont nous devons nous préoccuper. Le riche n'a pas besoin de notre assistance ; nos conseils lui suffisent et son médecin personnel est là pour les lui donner ; qu'il nous suffise de l'avertir du danger qu'il court, s'il tarde à se soigner ou s'il ajoute foi aux réclames charlatanesques.

La société doit mettre à la disposition du malade pauvre les moyens de cure et de traitement que le malade riche peut se procurer par ses ressources personnelles et qui sont considérés comme les plus efficaces.

Si la maladie est déjà très avancée, s'il n'est plus permis
d'espérer la guérison, c'est la tranquillité, le repos complet,
un lit d'hôpital qu'il faut donner au malade, avec l'illusion
que, grâce à des soins convenables, il retrouvera, avec le
temps, la santé. Créons, dans ce but, des hôpitaux spéciaux,
en dehors de la ville, mais à proximité d'elle, pour que les
parents du malade puissent facilement le venir voir ; ces
hôpitaux spéciaux, pourront prendre le nom d'*hôpitaux-
sanatoriums* ; ils seront intermédiaires entre nos grands
hôpitaux et les sanatoriums. En même temps qu'ils assu-
reront au malade des conditions d'hygiène générale et ali-
mentaire particulières, ils auront pour heureux résultat
d'éliminer des grands hôpitaux généraux les malades tuberculeux, et, par là, de réaliser leur isolement et de supprimer
une source de contagion pour les autres malades.

Si la maladie est peu avancée, si le malade est encore
valide, donnons-lui toutes les chances de guérison.

Pour cela, assurons-lui, tout d'abord, la *surveillance* et la
direction médicales, autant pour lui que pour les siens.

C'est dans cet esprit qu'a été conçue la création des *dispensaires antituberculeux*, que la loi Léon Bourgeois, du
15 avril 1916, a rendus obligatoires pour tout département.
Le dispensaire antituberculeux, conçu suivant le type réalisé
à Lille par le professeur Calmette, a pour but essentiel
de dépister le tuberculeux et de lui enseigner les principes
d'hygiène individuelle que nous avons énoncés il y a un
instant. Il a pour but aussi, grâce à la bienfaisante action
de ses *infirmières-visiteuses*, d'assurer la propreté et l'hygiène
du foyer, la désinfection des crachats et du linge, la surveillance médicale des différents membres de la famille, de
signaler les besoins urgents de cette famille aux œuvres
d'assistance rattachées au dispensaire. Le *dispensaire n'est
pas*, à proprement parler, un *organe de traitement* ; il ne
prend pas aux médecins leurs clients ; il est même permis
d'espérer qu'une union étroite s'établira entre les médecins
praticiens et les dispensires.

Si le malade est justiciable d'une cure de *sanatorium*, le
dispensaire a pour mission de le faire admettre dans le sanatorium départemental avec lequel il est en liaison directe.

Certes les sanatoriums ne sont pas encore assez nombreux et tous les médecins savent combien il est difficile actuellement de faire entrer un tuberculeux dans un sanatorium gratuit. En dehors de quelques sanatoriums édifiés par des œuvres privées de bienfaisance, la France ne possédait, jusqu'à ces temps derniers, que des sanatoriums payants. Cette lacune ne tardera pas à être comblée, grâce aux dispositions de la loi du 7 septembre 1919, la loi Honnorat, qui rend obligatoire, pour chaque département, la création d'un sanatorium public. Dans ce sanatorium le malade trouvera les conditions d'hygiène et de traitement nécessaires à sa cure. Lorsqu'il en sortira, il pourra se croire guéri. Je ne voudrais pas assombrir son espérance ; cependant, je considère comme un devoir de lui dire que la *guérison de la tuberculose est plus souvent apparente que réelle*, que la marche de la tuberculose est le plus souvent ponctuée de *trêves*, d'*accalmies*, plus ou moins durables, suivies de *rechutes*, plus ou moins sérieuses. Lorsqu'on est prévenu de l'éventualité d'un danger, on fait attention ; ce n'est donc pas jeter le découragement dans le cœur du tuberculeux qui sort du sanatorium que de lui dire qu'il ne doit pas se croire sûrement et définitivement guéri ; c'est lui apprendre qu'il doit continuer de se surveiller, de se ménager, de se soigner, d'observer les préceptes d'hygiène que nous avons passés en revue tout à l'heure.

Tel est le programme général de la lutte antituberculeuse, tel que nous le concevons et tel qu'il sera réalisé dans un avenir que nous souhaitons très prochain. Mais il ne sera complet que lorsque la loi aura créé les *Caisses de secours et d'assistance*, sans lesquelles la misère s'installera au foyer du tuberculeux placé à l'hôpital ou au sanatorium. Il faut que la famille du tuberculeux soit secourue ; il faut que ses enfants soient élevés et placés dans des conditions d'existence telles que leur prédisposition à la tuberculose puisse être enrayée. C'est ici qu'apparait l'importance du développement des œuvres de placement rural et d'apprentissage agricole.

Combien de tuberculeux venaient terminer leur lamentable existence dans nos grands hôpitaux, sans que personne se fût jamais préoccupé de la misère de leur foyer! Grâce à la création des dispensaires, grâce à l'organisation de l'*œuvre des assistances sociales* qui viendront désormais visiter nos malades et se rendront à leur domicile, cette lacune sera comblée et l'assistance intégrale au tuberculeux et à sa famille pourra être assurée.

*
* *

Vous le voyez, Mesdames et Messieurs, la grande œuvre que nous rêvions depuis de trop longues années est en marche. Elle a reçu son impulsion de l'exemple et de l'aide que nous a apportés si généreusement la mission Rockefeller. Aux sceptiques nous pouvons dire : « On a fait beaucoup déjà ; on ne peut réaliser d'emblée tout le programme ; mais on a décidé de l'exécuter et les lois déjà votées nous en donnent la garantie. Mais, pour atteindre, sans trop de délais, le but visé, il faut de l'argent, beaucoup d'argent. La France, qui est toujours à la hauteur des sacrifices nécessaires, saura faire son devoir ; elle paiera les impôts qui lui seront demandés pour la défense de son sol et pour la conservation de son patrimoine de vies humaines. Elle peut faire mieux encore. Qu'elle n'attende pas la feuille du percepteur ! Qu'elle se frappe d'un *impôt volontaire* ! Qu'elle apporte ses économies et qu'elle favorise le développement rapide des œuvres, aussi bien publiques que privées, qui forment, par leur ensemble, l'édifice solide de la lutte antituberculeuse ! Ce faisant elle accomplira, en même temps qu'un acte de bienfaisance, de charité et de solidarité sociale, la plus prévoyante mesure de préservation nationale. Elle est encore riche d'argent ; elle n'est plus assez riche de population pour subir chaque année les pertes formidables dont la menace le péril tuberculeux ! »

www.ingramcontent.com/pod-product-compliance
Ingram Content Group UK Ltd.
Pitfield, Milton Keynes, MK11 3LW, UK
UKHW022343170726
13837UKWH00005BA/2390